AF369439

PÉRILS

AUXQUELS SONT EXPOSÉS LES ENFANS QUE
LEURS MÈRES REFUSENT D'ALLAITER,

MALHEURS

QUE PAR CE REFUS CES MÈRES ATTIRENT
SUR ELLES-MÊMES;

PAR M. L'ABBÉ BESNARD.

PARIS, 1825.

In-12 — Prix : 1 franc 50 centimes.

D'APRÈS les écrits de J.-J. Rousseau sur le même sujet, toutes les mères, à une époque, allaitèrent leurs enfans; c'était la mode; mais bientôt les embarras et les soins divers du ménage et de la vie firent passer cette mode, et l'on traita presque de rêveur l'écrivain qui l'avait introduite. S'il s'est trompé sur beaucoup de points, il n'en est

pas moins vrai que le principe en fut une
vérité. M. l'abbé BESNARD l'examine en phi-
losophe chrétien et en médecin hygiéniste ;
son ouvrage est plein des meilleurs conseils,
de morale et d'hygiène en même temps :
sous ce rapport, le témoignage que lui a
rendu M. le docteur Desessart, ancien
doyen de la Faculté de médecine, ne peut
laisser aucun doute. Ce petit écrit sera donc
utile pour déterminer beaucoup de mères à
nourrir, et en même temps pour guider
celles qui peuvent se livrer à ce devoir
sacré.

*Recherches physiologiques et chimiques pour servir
à l'Histoire de la Digestion*, par MM. LEURET et
LASSAIGNE. —Paris, 1825 ; in-8°. Prix : 4 fr. 50 c.,
et 5 fr. 25 c. franc de port.

*De l'emploi des chlorures d'oxide de sodium et
de chaux*, par A. G. LABARRAQUE, pharmacien de
Paris. — Paris, 1825, in-8°. ; 1 fr., et 1 fr. 15 c.
franc de port.

De la salubrité de la ville de Paris, par Alphonse
L.... Piéton parisien. — Paris, 1826 ; in-8°.
Prix : 75 c., et 85 c. franc de port.

PARIS.— IMPRIMERIE DE L. BOUCHARD,
RUE DES PETITES-ÉCURIES, N°. 47.

PÉRILS

AUXQUELS SONT EXPOSÉS

LES ENFANS

QUE LEURS MÈRES REFUSENT D'ALLAITER ;

MALHEURS

QUE, PAR CE REFUS, CES MÈRES ATTIRENT SUR
ELLES-MÊMES.

On trouve chez BRUNOT-LABBE, libraire, quai des Augustins, n°. 33 : *L'Entende-ment humain, mis à découvert d'après les principes de la physiologie et ceux de la métaphysique ;* ouvrage anonyme du même auteur, qu'il dirige contre le matérialisme, et dans lequel il remonte aux premières origines de toutes nos idées ; en poursuit la progression jusqu'à ce qu'il soit arrivé à celles de notre âme et de Dieu, à celles qui établissent des rapports intimes entre l'homme et son Créateur.

PARIS. — IMPRIMERIE L. BOUCHARD,
rue des Petites-Écuries, n°. 47.

PÉRILS

AUXQUELS SONT EXPOSÉS

LES ENFANS

QUE LEURS MÈRES REFUSENT D'ALLAITER ;

MALHEURS

QUE, PAR CE REFUS, CES MÈRES ATTIRENT SUR ELLES-MÊMES.

PAR M. L'ABBÉ BESNARD.

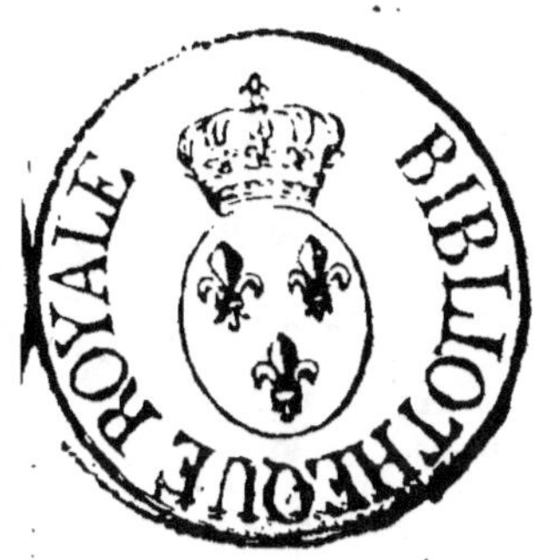

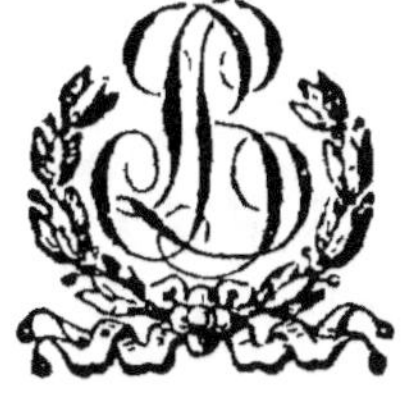

PARIS,

CHEZ
L'ÉDITEUR, RUE DES PETITES-ÉCURIES, n°. 47.
Mme. HUZARD, Libraire, rue de l'Eperon, n° 7,
BAILLIÈRE, Libraire, rue de l'Ecole-de-Médecine, n°. 14.

1825.

AVERTISSEMENT.

CET Opuscule n'est autre qu'une lettre que j'écrivis en 1770, à l'épouse de l'un de mes frères, pour l'engager de nourrir elle-même son premier né.

En 1779, la Faculté de Médecine de Paris ayant proposé un prix sur son objet, je l'adressai, de la paroisse où j'exerçais le saint ministère , à M. le doyen de cette faculté pour le proposer au concours , s'il l'en trouvait digne. Comme il ne m'en accusait point la réception , je crus qu'il n'en faisait aucun cas ; et je lui alléguai ce motif pour lui redemander mon manuscrit. Il pria la personne qui se présenta chez lui, de repasser le lendemain ; et , tout en le lui remettant , il l'accompagna de la lettre suivante :

« ...Vous avez donné à mon
« silence sur votre ouvrage, une
« cause bien différente de la
« réelle. Je pourrais appeler en
« témoignage plusieurs de mes
« confrères , à qui j'ai rendu
« compte de l'impression que

« m'en avait faite la lecture ; je
« leur en ai même communi-
« qué plusieurs endroits, qu'ils
« ont jugé, ainsi que moi, bien
« vus, bien discutés, et capables
« de faire impression ; et nous
« avions décidé qu'après avoir
« adjugé le prix et annoncé les
« Mémoires qui auraient con-
« couru avec avantage, je fe-
« rais du vôtre une mention
« honorable, et du généreux
« dessein où vous étiez d'en
« abandonner le fruit aux pau-
« vres. Je remets votre manus-
« crit au particulier qui m'a
« apporté votre lettre, confor-
« mément à votre désir. Je vous
« remercie du plaisir que m'en
« a causé la lecture, et vous

« prie d'être persuadé que,
« quoique cette lettre ne rem-
« plisse pas pleinement le pro-
« gramme de la Faculté, pour
« lequel elle n'avait point été
« écrite, je la regarde comme
« l'ouvrage d'un homme d'es-
« prit, d'un excellent parent,
« d'un zélé citoyen, et d'un
« pasteur respectable ; et que
« c'est avec ces sentimens que
« j'ai l'honneur d'être, etc,
« *signé* Des Essarts, Doyen de
« la Faculté. Ce 4 juin, 1779. »

D'après un pareil témoi-
gnage, je n'ai donc point à
craindre d'offrir au public un
labeur indigne de lui ; ajoutez
que, depuis que je l'ai retiré de
mon porte-feuille, où il est resté

si long-temps enfoui , j'y ai fait quelques additions , et surtout quelques corrections de style et de rédaction , qui n'eussent pu qu'augmenter son mérite aux yeux de M. Des Essarts.

Or, voici les motifs qui m'ont fait songer à le faire imprimer, outre une sollicitation particulière très-pressante , qui m'en a été faite.

Les pages immortelles qu'écrivit Rousseau sur le même sujet, inspirèrent un tel enthousiasme, que la plupart des mères de son temps voulurent, à l'envi, nourrir elles-mêmes leurs enfans. La coutume en devint bientôt presque universelle , même dans les plus hautes conditions.

Mais en France, tout généralement n'est qu'éphémère ; moins cependant ces anciens préjugés qui remontent aux premiers temps de la Monarchie, où tous les individus dont elle était alors composée se trouvaient à peu près partagés en grands tenanciers et en serfs ; préjugés qui continuent toujours d'y conserver une ténacité qui ne peut se comprendre (1). Il n'y est donc plus de

---

(1) Les préjugés que je signale dans cette phrase sont principalement ceux dont, avant la révolution, étaient entichés un grand nombre de membres des deux ordres privilégiés, qui regardaient ceux du

mode aujourd'hui que les mères donnent à leurs enfans la

---

troisième comme d'une espèce inférieure à
la leur, et d'ailleurs faits pour être à leur
disposition.

Je prie que l'on n'augure point que,
pour avoir consigné cette triste vérité, je
sois ce que réellement je ne suis pas. Dans
tous les tems j'ai porté honneur et respect
à la noblesse, sauf à n'estimer point certains nobles que je regardais comme indi-
gnes de l'être. Cette institution est trop
belle en elle-même, et trop utile aux socié-
tés qui la possèdent, pour qu'il ne soit pas
à désirer que les ultrà-libéraux ne revien-
nent, ou plutôt, ne se désabusent sur
son compte. Qu'ils se bornent donc, tout
au plus, à en provoquer le perfectionne-
ment qu'elle serait encore très-suscepti-
ble de recevoir ; et cela, avec un esprit de
soumission aux lois actuellement exis-
tantes, qui la régissent.

nourriture qui seule néanmoins leur convienne; nourriture qui, retenue chez elles, ne peut alors que tourner contre elles-mêmes.

Aussi, à mesure que cette coutume s'est abolie, a-t-on vu se reproduire les suites dé-sastreuses qu'elle avait fait dis-paraître; une foule de mères et d'enfans redevenir victimes de son abandon. C'est ce que les médecins, et surtout les médecins accoucheurs, peu-vent attester de leur côté: pour moi, voici ce que j'atteste du mien.

Depuis quelques années, j'ai vu plusieurs mères dont il avait été impossible de faire passer entièrement le lait, ou avoir perdu leur bonne santé, ou même avoir subi une mort prématurée.

J'ai partagé l'affliction d'un père et d'une mère qui perdirent leur premier né, déjà arrivé à sa neuvième semaine. Ils l'eussent très - probablement conservé s'il avait continué d'être nourri, au moins pendant quelques mois de plus, avec le lait plus délié que la nature lui avait destiné. Mais il en fut trop tôt privé ; trop tôt on lui substitua celui d'une nourrice, qui venait l'allaiter plusieurs fois le jour : lait trop fort et non proportionné à sa délicatesse. Sa mère était en effet aussi peu vigoureuse que la nourrice était robuste ; et l'enfant tenait beaucoup de la constitution de celle qui l'avait engendré. Il s'affaiblit donc de plus en plus ; et ses parens espéraient néanmoins que, lorsqu'il aurait sucé pendant quelque temps un lait plus substantiel, on le verrait reprendre un nouvel embonpoint. Il n'en fut point ainsi ; l'affaiblissement devint de plus en plus inquiétant ; les coliques furent de plus en plus fréquentes ; les diarrhées prirent le plus mauvais caractère : le malade succomba. Ce ne fut qu'alors que la mère, principalement, éprouva les plus vifs regrets de n'avoir point été

assez courageuse pour conti-
nuer plus long-tems la nourriture de son enfant.

Depuis deux ans je connais
une dame qui est devenue
sourde dès sa première couche
par l'effet de son lait, qui, m'a-
t-elle dit elle-même, se porta
derrière ses oreilles. Mariée à
vingt-quatre ans, et âgée maintenant de soixante-sept ; voilà
donc quarante-trois ans qu'elle
est privée de l'ouïe.

Je tiens encore d'une autre
dame qui, par la même cause,
éprouve habituellement, et
nuit et jour, les maux de tête
les plus horribles.

L'épouse de mon tailleur
vient de succomber à un état

d'infirmité habituelle où je l'ai toujours vue, sauf quelques mois d'intervalle où elle souffrait moins. Ces jours derniers, j'interrogais son mari sur l'origine de la mauvaise santé de la défunte, et il me répondit : *Il y a dix-huit ans qu'elle accoucha de ma fille. Quelques mois après sa couche, il lui survint un dépôt de lait à l'aîne ; et depuis ce temps, elle n'a plus fait que languir : il lui fallait tout le courage que vous lui connaissiez, pour avoir encore travaillé comme elle faisait ; car vous savez que bien des fois je voulais l'en empêcher. Sa fille vit et se porte bien, malgré qu'elle ait été mise en nourrice : mais que*

l'on sache qu'elle avait des parens sur les lieux qui veillaient
sur ses jours. On sentira mieux
par la suite toute l'importance
de cette observation.

J'ai assisté au lit de la mort
trois malheureuses filles, qui
avaient pris toutes leurs précautions pour cacher qu'elles
étaient devenues mères; et qui,
par conséquent, ne nourris-
saient point leurs enfans. Ce
fut leur lait qui les conduisit
au trépas.

Témoin, seulement auricu-
laire, de femmes mortes *par
suite de couches*, car telle est
l'expression dont on se sert fa-
milièrement, je ne les men-
tionnerai point ici ; mais voici

un fait très-remarquable dont je suis plus que témoin oculaire. Quoique ce soit une mère qui y joue le plus grand rôle, je le rapporte principalement pour constater à quoi n'est point exposée la vie d'un enfant qui a été privé du lait de sa mère :

Une mère avait donc mis son enfant en nourrice à six lieues de Paris; quelque temps après, elle apprit qu'il était malade, et de plus, qu'il était entre les mains d'une femme qui était loin de lui donner tous ses soins. Elle part le lendemain par les petites voitures, pour aller voir son cher enfant, et lui donner une autre nourrice.

Il est mort, et non encore en-
terré quand elle arrive. Que
l'on juge de l'impression que
reçoit une mère vraiment tendre en pareille circonstance !
Celle-ci resta inconsolable pendant près d'un an ; que dis-je !
elle semblait en avoir perdu la
tête. Il était même à craindre
que son état n'empirât ; car
non pas seulement le regret
d'avoir perdu son enfant, les
remords aussi de l'avoir confié à une femme étrangère, à
une marâtre, comme elle l'ap-
pelait, semblaient devenir de
plus en plus intenses.

Cependant, que ne prépare
point la Providence quand,
sans interrompre le cours or-

dinaire de la nature, elle veut opérer des merveilles en notre faveur! La chose la plus inattendue se présente à cette femme attérée, et la manière dont elle l'envisage est des plus surprenantes : dès-lors elle trouve une guérison presque subite dans ce qui aurait dû, selon toutes-les apparences, augmenter son mal.

Un cadre d'environ dix-huit pouces de hauteur sur quatorze de largeur, est déposé chez moi; il est profond, et il renferme en relief très-prononcé, le tombeau d'une réligieuse, avec des attributs de deuil, ensemble et de félicité céleste. Le troisième jour qu'il est déposé, cette dame vient me voir. Elle est assise, et nous causons ; elle regarde de côté et d'autre, et elle apperçoit ce cadre. Aussitôt elle se lève avec vivacité, et le considère avec avidité : déjà elle y a puisé un objet de consolation, et sa figure devient subitement rayonnante de joie : elle sent qu'elle va redevenir à elle-même, et que ses peines, ses chagrins, ses tourmens, vont cesser ; elle en juge par le mieux sensible qu'elle éprouve dans sa tête.

Elle me demande ce cadre, malgré que je vinsse de lui dire qu'il venait de m'être confié ; mais tout autre, fait sur

son modèle, ne peut lui con-
venir : *C'est lui qui me rend
la vie, me dit-elle; c'est lui
qu'il me faut : celui ou celle à
qui il appartient en feront vo-
lontiers le sacrifice.* Alors je lui
promets de le lui envoyer aussitôt que j'aurai obtenu d'en
disposer. Elle le reçoit le lendemain d'assez bon matin, et
au moment où elle se préparait pour venir me demander
si j'avais réussi. Quelle joie !
quelle consolation nouvelles!

De suite elle le porte chez
un ouvrier pour le faire arran-
ger et orner suivant le dessin
qu'à son premier aspect elle
affirme lui avoir été inspiré
d'en-haut. Une espèce de mau-

solée remplace le tombeau de la religieuse ; de petits anges l'entourent ; un crucifix , des fleurs et des cierges y sont symétriquement disposés ; les bordures sont rafraîchies, etc.

C'est alors qu'elle ne cesse de considérer son tableau pendant le jour ; que le soir et le matin elle s'agenouille en face, pour faire ses prières. Les pensées religieuses sur la soumission qu'elle doit aux volontés de Dieu lui abondent, et opèrent avec bien plus de force sur son âme que tout ce que jusqu'ici j'avais pu lui dire de semblable. La paix et le calme renaissent dans son esprit et dans son cœur, s'y font de plus en plus vivement ressentir ; elle ne s'occupe dorénavant que du bonheur dont jouit son cher enfant dans le ciel ; elle l'invoque même, et le prie d'intercéder auprès de Dieu pour sa pauvre mère.

Or, après qu'elle fut parfaitement guérie, et qu'elle eut repris ses occupations ordinaires, mon dernier conseil fut celui-ci :

Protestez à Dieu que s'il vous donne un autre enfant, vous en prendrez soin vous même ; surtout, que vous continuerez de le nourrir de votre propre substance après qu'il sera né, comme vous le nourrissiez lorsque vous le portiez dans vos entrailles. Si donc des obstacles invincibles ne s'y opposent point, vous lui don- nerez le lait que la nature lui aura préparé dans vos seins.

Époux, veuillez qu'il en soit également ainsi, pour ne point partager les maux de vos épouses, pour conserver vos enfans, pour prévenir des dérangemens plus ou moins graves dans vos affaires.

Paris, ce 23 juillet 1824.

LETTRE

D'UN BEAU-FRÈRE A SA BELLE-SOEUR,

Pour l'engager à nourrir elle-même ses enfans.

———

Paris, ce 30 avril 1770.

MA TRÈS-CHÈRE SOEUR,

Mon frère m'apprend votre grossesse. Que ce premier enfant qui va naître de votre mariage, et qui déjà commençait à se bien faire attendre, vous sera cher et précieux ! aussi, suis-je persuadé que vous n'épargnerez ni soins ni dépenses pour le conserver.

Mais quel service ne vous rendrai-je point si , fixant votre esprit sur cette terrible et trop alarmante vérité, *que d'un très-grand nombre d'enfans on en élève très-peu*, je suis cause que vous embrassiez le moyen le plus sûr et le plus certain qui soit , pour prévenir tout accident de mort ? D'ailleurs , j'éprouve qu'il est en moi une impulsion pressante d'aider de mon côté à conserver ce petit parent ; j'éprouve que les connaissances que donne la médecine sur ce moyen le plus sûr et le plus certain qui soit, ne cessent de se réveiller dans mon cerveau, où elles furent jadis imprimées : et cela étant, puis-je me dispenser de vous écrire tout ce que le souvenir me rappellera, tout ce que le sentiment me dictera ?

Avant tout , décidons quel sera son sexe , afin de savoir de qui nous parlerons.

Partant, je donne la préférence au mien, moins pour suivre ce penchant malin qu'ont les hommes à s'égayer aux dépens du vôtre, que pour vous flatter. L'observation journalière n'est-elle pas que les mères en général ont toujours plus d'affection pour leurs petits garçons, comme les pères pour leurs petites filles ? Ce sera donc d'un petit masculin dont il s'agira.

Je ne vous dirai rien des ménage-mens et des précautions que vous devez prendre pendant le reste de votre grossesse : vous êtes trop éclairée pour ne pas les savoir, trop prudente pour ne pas les mettre en pratique.

Mais mon cher petit neveu ne sera pas plutôt né, qu'entraînée sans doute par l'odieuse, inhumaine et barbare coutume des propres mères de confier leurs enfans à des femmes mercenaires, vous le livrerez à la nourrice

que vous lui aurez choisie depuis long-
temps. Or, quelle serait votre surprise, si le moyen que je vous ai annoncé, et sur lequel il faut que je m'ex-
plique maintenant, allait être de l'allaiter vous-même de votre lait, qui,
plus justement parlant, est le sien;
de ne point vous décharger de ce devoir essentiel sur des femmes étrangères; de l'avoir toujours sous les
yeux, pour veiller à ce que tous les
soins si fréquens et si multipliés
qu'exige un enfant nouveau né, lui
soient scrupuleusement procurés?.

Cependant, c'est en effet le moyen
dont j'ai voulu vous parler. C'est donc
ce moyen que j'ose vous proposer
comme le plus sûr et le plus certain
qui soit; comme le seul même par
lequel vous pouvez montrer que vous
serez véritablement mère, et qui
puisse vous faire mériter de porter

avec justice un titre aussi glorieux.

Pour vous en convaincre, je vous énumérerai d'abord tous les périls auxquels la vie d'un enfant mis en nourrice est exposée : dans votre intérêt propre, je vous ferai connaître ensuite ceux auxquels vous exposerez aussi la vôtre, en ne nourrissant plus hors de vous celui que vous nourrissiez en vous. Et puisque j'ai appelé la coutume de mettre les enfans en nourrice, *odieuse*, *inhumaine et barbare*, je vous ferai voir en troisième lieu que ce serait sous des qualifications plus fortes encore qu'il faudrait la désigner. Je n'en demeurerai point là. Je vous préviendrai dans les objections que font les mères insouciantes et peu attachées à leur progéniture, et je les réfuterai ; j'indiquerai les moyens faciles qu'on leur propose ; je vous animerai, ô vous en particulier, ma très-chère sœur, à cette œuvre sainte , par des exemples frappans.

A quels périls n'est point exposée la vie d'un enfant mis en nourrice !

Périls du côté de la manière dont ces femmes de campagne les garottent. Elles leur font ce qu'elles appellent des *maillots* ; c'est-à-dire qu'elles les enveloppent dans une multitude de couches et de langes , et les serrent de toutes leurs forces avec de larges bandes. Cependant , par cette manœuvre , les membres de ces pauvres petits captifs sont engourdis ; la circulation du sang est gênée , la transpiration insensible , arrêtée. Ils étouffent ; ils crient ; ils font de vains efforts pour se dégager , et souvent se démettent ou se difforment cuisses , bras ou jambes. Aussi, rien de plus touchant que la peinture que font les médecins de cette pratique meurtrière dans leurs livres. De toutes les impérities des nourrices, il n'en est point contre lesquelles ils s'élèvent avec plus de force; et ils la regardent comme l'une des principales causes de la mort de tant d'enfans, qui périssent entre leurs mains. Tissot, entre autres, le célèbre Tissot, dans son *Avis au peuple sur sa santé*, tome II , page 73 , édition de 1770, vous en fait frémir.

Au reste, jugez par vous même s'ils exagèrent. N'avez-vous pas fait des milliers de fois l'expérience qu'à défaut d'un mouvement, ou au moins d'un changement de position, l'un et l'autre presque continuels; vous éprouviez les fourmillemens, les picotemens, les prurits les plus impatiens? Et n'avez-vous pas surtout éprouvé que ces maux étaient bien plus douloureux encore, lorsqu'au repos vous ajoutiez la compression de quelque partie de votre corps, telle que celle du nerf sciatique ? C'est qu'en effet, dans ces deux cas, les liqueurs, les fluides, et surtout le sang, s'engorgent dans les vaisseaux ; c'est qu'aussi les esprits animaux sont arrêtés dans les nerfs. Maintenant, combien davantage doivent s'engorger, s'arrêter même tous ces liquides dans un enfant qui ne peut se remuer, et qui est refoulé de toutes parts ? Pour moi, je vais jusqu'à croire que l'une des principales causes qui disposent à la paralysie, est le rapprochement des parties internes des nerfs par la pression des maillots : rapprochement qui, en diminuant leur calibre, a dû donner à ces parois internes une tendance à se rétrécir, ou même à se coller.

Périls du côté de leurs besoins, qui,

pour la plupart, ne leur sont point
du tout, ou ne leur sont que très-im-
parfaitement administrés. Cependant,
ils ne sont pas seulement infinis, continuels ; mais encore les gênes et les
assujétissemens, les impatiences et
les répugnances qu'ils entraînent, le
seul amour maternel peut les vaincre.
Or, des femmes mercenaires, chez
qui le sentiment ne dit rien pour le
malheureux nourrisson qui leur est
livré ; qui ne voient en lui que le
gain qu'elles en retirent ; qui, d'ailleurs, sont souvent d'un caractère
dur, violent et emporté : de telles
femmes sont-elles bien propres à y
pourvoir, et à supporter toutes les
suites de leurs administration ? Et si
les mères naturelles, mais dénaturées,
ne se sentent pas le courage de surmonter toutes les difficultés attachées
à tant de besoins ; par quel aveu—

glement veulent-elles bien le sup-
poser dans des mères à gages? Un
enfant demande, par exemple, d'être
fréquemment changé ; et souvent
même un instant après qu'on l'a
blanchi il faut recommencer, sans quoi
ses urines et ses ordures lui ronge-
raient la peau, et le feraient beaucoup
souffrir. Une nourrice se donne-t-elle
cette peine? elle en est bien éloignée.
Une fois qu'elle lui a donné à téter ;
qu'elle lui a mis de nouvelles couches ;
si vous voulez même, qu'elle a eu
soin de le chauffer : elle le met dans
son berceau, pour des cinq ou six
heures entières. Alors elle vaque à ses
affaires des champs ; et le pauvre
petit malheureux, ainsi délaissé, en
outre, et comprimé dans les entraves
de son maillot, croupira dans ses
excrémens ; criera jusqu'à ce qu'il soit
devenu herniaire, jusqu'à ce qu'il se

soit rompu quelque vaisseau, ou, qu'accablé de fatigue, il succombe et s'endorme : tellement qu'il n'aura pas plutôt reçu la vie, qu'on le forcera de travailler à se donner la mort. Que si vous supposez qu'elle reste habituellement à la maison, et que l'enfant devra en être mieux soigné, désabusez-vous. Elle sera toute occupée de son ménage, et de ses siens enfans. Mais, importunée des cris de cet étranger, elle voudra les faire cesser; et que fera-t-elle pour y réussir? elle emploiera ce moyen, qui consiste dans une agitation violente et un roulement presque total de son lit; elle le bercera. Pratique abominable; pratique qui, inventée pour procurer aux enfans ce doux sommeil pendant lequel la nature travaille plus particulièrement à leur accroissement, ne leur procure qu'un sommeil de mort, ou est cause d'accidens aussi fâcheux que la mort même. Concevez en effet comment ce bercement endort un enfant : ce ne peut être qu'en l'étourdissant ; qu'en donnant des secousses violentes à son petit cerveau, encore tout mol et sans presque aucune consistance ; en un mot, qu'en occasionant dans ce faible cerveau des dérangemens mortels ou les plus préjudiciables. Or, je suis persuadé qu'entre tous les enfans qui meurent en nourrice, il en est un très-grand nombre qui périssent de quelque dépôt dans la tête ; et que de tous ceux qui paraissent moins spirituels, ou sont entièrement imbécilles, beaucoup ne sont tels que parce que le bercement a vicié l'organisation de leur tête, où réside leur âme.

Périls du côté d'une multitude de secours auxquels il est impossible

qu'une nourrice satisfasse, en la sup-
posant même la plus attentive, la
plus compatissante, pénétrée de la
tendresse la plus active. Une foule
d'accidens surviennent à un enfant
nouveau né, qui, légers en eux-
mêmes, deviennent très-graves pour
lui s'ils ne sont écartés promptement,
à cause de l'extrême délicatesse de ses
organes, et généralement de toutes
les parties de sa frêle machine ; car
il est étonnant combien la vie d'un
enfant tient à peu de chose. Ainsi,
suivant que l'enseigne Tissot dans
l'ouvrage que je vous ai cité, les enfans, depuis leur naissance jusqu'à
l'âge d'un an ou d'un an et demi,
tombent souvent dans des convulsions
au milieu desquelles ils expirent. Or,
elles proviennent principalement, ces
convulsions, ajoute-t-il :

Ou du *méconium*, qui, si on n'a pas eu
soin de le faire tout évacuer, corrompt

le lait qu'ils ont pris, et le rend âcre et corrosif :

Ou des coliques, des aigreurs, des vomissemens et des diarrhées qu'ils éprouvent ; soit parce que souvent le lait qu'ils sucent, quoique de bonne qualité, s'aigrit cependant dans leur estomac ; soit parce qu'il aura contracté quelque vice par une colère violente, un chagrin noir, une peur même légère, une mauvaise digestion, et mille autres causes semblables qu'aura éprouvée la nourrice :

Ou de la pousse des dents, qui leur occasionne quelquefois les douleurs les plus vives :

Ou des vers, qui consument la nourriture que ces enfans ont prise ; qui se multiplient de plus en plus dans leurs petits intestins, les piquent de leurs dards, et vont jusqu'à les cribler de larges trous.

Or, une mère de ville peut détourner

l'effet de ces convulsions, qui est la mort, en prévenant tous ces accidens, ou en en arrêtant les progrès, soit par les connaissances qu'elle aura puisées dans les livres qui ont été faits pour être mis entre leurs mains, soit par les secours prompts et faciles qu'elle pourra se procurer, en appelant un médecin, un chirurgien. Une femme de campagne, au contraire, quelque zélée qu'elle soit, grossière, peu in-telligente ou sans instruction, ne peut en agir de même ; son ignorance par-faite de toutes les connaissances qui sont néanmoins absolument néces-saires à toutes personnes chargées d'élever des enfans, lui ferait regar-der même de sang-froid, s'il était possible, ces convulsions : c'est-à-dire qu'elle les regarde comme des maux auxquels il n'y a point de remède ; et que, touchée seulement de compassion, elle se contente de le tenir sur son sein, et de le plaindre en imitant ses cris. Elle le voit ensuite trépasser entre ses bras; puis vient annoncer aux parens, avec la conscience la plus tranquille, que leur enfant est mort du *mal d'élan*. Mais qu'une telle sécurité doit frapper, lorsque l'on sait que ce mal d'élan dont parle la nourrice, n'était que des convulsions provenant de vers, d'aigreurs, de coliques, de mauvaises digestions de lait; lorsque l'on voit que la nourrice, dans la violence des douleurs, lui aura donné à téter pour l'appaiser, et que de la sorte elle aura augmenté son mal, l'aura rendu plus fort que la nature (1)! Cependant elle vient an-

____

(1) Lorsque les convulsions ne proviennent que de la poussée des dents, il n'y a aucun inconvénient à lui présenter le téton. Il se jette.

noncer sa mort avec une certaine rou-
tine ; et , de leur côté , les parens qui,
ne s'étant point proposé de nourrir
leurs enfans , ont négligé d'acquérir
les connaissances dont ils se seraient
munis dans le cas contraire , l'enten-
dent assez lestement aussi : et réellement , ceux-ci comme celle-là ne se
reprochent rien , et envisagent ces
convulsions comme des maux d'enfans , je veux dire comme des maux
sans remèdes.

Mais vous , ma très-chère sœur ,
que voilà instruite des causes principales des convulsions des enfans , si
une nourrice venait vous dire : *Votre
enfant est mort du mal d'élan*,
quelles seraient vos inquiétudes sur

---

dessus avec une espèce de rage, et oublie souvent son mal. Se portant bien d'ailleurs, le
remède est excellent.

son origine ; quels seraient vos regrets ou vos remords de ne l'avoir
point gardé chez vous , pour écarter
ce mal ; sur-tout , quelle serait votre
douleur !

Enfin , périls du côté de la nature ,
qui ne peuvent être ni écartés , ni dé-
tournés. Jusqu'ici il n'a été question
que de périls , suites de la négli-
gence , de l'impéritie , de l'ignorance
d'une nourrice, ou du défaut des secours de l'art : périls par conséquent ,
faciles à prévenir en ayant son enfant chez soi. Ceux-ci ne peuvent
l'être qu'en l'allaitant du lait qui lui
appartient , et auquel seul il a droit.

En effet , l'enfant, dans le sein de
sa mère , était accoutumé à la nourriture qu'elle lui préparait ; son tempérament y était fait : elle était pro-
portionnée à la faiblesse , à la délicatesse de sa constitution. Toutes les

humeurs qui en provenaient chez lui ,
avaient avec elle une affinité très-
grande ; et le lait qui lui était destiné
à son arrivée dans ce monde , ce lait
qu'il devait sucer des mamelles de
celle qui l'avait engendré, était de
même qualité. Le suçant réellement ,
il n'éprouvait donc presque aucun
changement dans sa nouvelle manière de vivre; il trouvait même
notre pays pour le moins aussi déli-
cieux que celui qu'il venait de quitter.
Mais on le force de sucer un lait
étranger, un lait ou plus épais ou
plus délié ; un lait de qualités oppo-
sées au sien , par la différence de
tempérament entre les deux mères ,
par la différence des alimens que
prend la dernière , par la différence
de l'air qu'elle respire , etc. , etc. , etc.
De là une révolution subite qui s'opère
dans la constitution tendre de ce pau-

vre enfant ; révolution qu'il ne pourra soutenir, si elle est trop forte ou que lui soit trop faible ; de là ces indigestions, ces aigreurs, ces vomissemens, ces diarrhées, dont nous avons parlé ; de là, en un mot, un changement total dans toutes ses humeurs qui va lui devenir funeste. Que si une personne adulte, passant tout à coup d'un genre de nourriture à un autre en est souvent incommodée, quoique son estomac soit plus robuste et plus aguerri à ces sortes de changemens ; que sera-ce d'un enfant dont l'estomac encore tout neuf est si délicat, si peu exercé à la fatigue ? Est-il étonnant, après cela, qu'il meure au bout de quelques jours ou de quelques semaines de nourrice, comme il arrive si fréquemment ?

Mais s'il résiste, s'il est assez fort pour surmonter tous ces obstacles,

que l'on oppose à sa vie, c'est peut-
être un malheur pour lui. Que de
maladies, que d'infirmités ne suce-t-
il pas avec ce lait étranger ; que d'al-
térations cette nouvelle nourriture
n'opère-t-elle point dans son physique,
pour le reste de ses jours ! » Sembla-
» bles, dit l'auteur d'un ouvrage
» intitulé : *Des Causes de la dépopu-*
» *lation*, à ces plantes que l'on sort
» du terrain où elles ont pris nais-
» sance pour les transporter ailleurs;
» quelque attention qu'en ait le cul-
» tivateur, on s'aperçoit qu'elles
» n'ont jamais ni cette végétation, ni
» cette vigueur qu'elles auraient eues
» dans les lieux où elles sont nées ;
» qu'elles éprouvent des infirmités
» auxquelles elles n'eussent point été
» sujettes ; qu'elles ne parviennent
» point à leur perfection ordinaire. »
Voilà bien des périls auxquels est

exposée la vie d'un enfant mis en nourrice. Et quoi qu'il s'en faille beaucoup que je vous les aie tous détaillés, vous seriez-vous jamais imaginée, ma très-chère sœur, que le nombre en fût si grand? Aussi, ne serez-vous pas plus surprise que moi d'apprendre que de cent enfans qui naissent, il n'en parvient que vingt-cinq à l'âge de douze ans. C'est en effet une observation qui a été faite, et mainte fois vérifiée sur les registres mortuaires.

Mais, à présent que vous les connaissez, seriez-vous encore assez aveugle pour mettre le vôtre en nourrice? Croyez-moi, ma sœur; les autres maladies qui l'assailliront, que toute la vigilance des parens ne peut prévenir, que toute l'habileté des médecins ne peut guérir, sont déjà assez multipliées pour que vous ne l'exposiez pas à toutes celles qu'attire cette

abominable coutume de laquelle il en
réchappe si peu. D'ailleurs, il paraît
que vous n'aurez pas beaucoup d'enfans, puisque vous avez été si long-
temps à avoir celui-ci : par conséquent,
u intérêt tout particulier vous presse
de ne rien négliger pour tâcher d'é-
lever les premiers qui vous viendront.
Représentez-vous le chagrin, le déses-
poir qui vous dévoreraient, s'ils al-
laient vous être enlevés par l'un de
ces accidens auxquels ils seraient exposés en les livrant à des femmes mercenaires. Vous en seriez inconsolable,
parce que vous ne pourriez vous dissimuler à vous-même qu'il eût été en
votre pouvoir de les en garantir. Non,
tu n'y seras point exposé, toi particulièrement, ô mon cher neveu ! Ta
mère est trop tendre pour avoir cette
cruauté, trop courageuse pour ne
pas vaincre, soit le préjugé, soit les

charges qu'elle s'imposera ; et je l'en conjure avec des instances trop pressantes.

Mais si les jours de l'enfant me sont si précieux, ceux de la mère me le sont encore bien davantage. Voyons donc maintenant, chère sœur, les périls auxquels vous exposeriez aussi votre santé, ou même votre vie, si vous ne le nourrissiez.

Je vous ai dit qu'il y avait une relation nécessaire entre la vie de la mère et celle de l'enfant ; c'est la nature elle-même qui l'a établie. Et comme cette habile économe dirige toutes ses opérations sur les conseils de la souveraine sagesse, toute dévouée elle-même aux intérêts des hommes ; la communication qu'elle a placée entre les deux parties dépendantes, est celle qui tourne le plus à l'utilité réciproque de chacune, pourquoi on ne peut l'interrompre sans qu'il en naisse tous les maux qu'elle voulait éviter. Or, en quoi consiste cette communication ? précisément dans cet ordre, où les mères alimenteraient leurs enfans de leur propre substance, et où les enfans tireraient de leurs mères une sécrétion extérieure, dont le séjour ne pourrait être que très-dangereux pour elles. Ajoutez que cette sécrétion extérieure contracte et entraîne les vices dont peuvent être atteintes les sécrétions intérieures; et cela sans aucun inconvénient pour celui qui la pompe. Les mères donc qui n'interrompent point cette communication, d'un côté préparent et filtrent habituellement une liqueur nutritive à leurs enfans, qui la sucent avec la plus grande volupté; de l'autre, acquièrent une santé plus robuste (1); et d'ailleurs, préviennent toutes les suites d'un lait retenu, *d'un lait répandu*, comme l'on dit ordinairement dans le monde. Mais les mères qui l'interrompent, cette communication, d'un côté, en refusant

---

(1) Ce sont deux vérités avouées de la médecine, et du reste démontrées par l'expérience; l'une, qu'une femme faible et délicate, maladive même, s'en porte beaucoup mieux de nourrir son enfant; et l'autre, que cet enfant, qui s'est nourri de la substance de sa mère pendant les neuf mois qu'il a passé dans son sein, n'est aucunement affecté des vices dont cette substance pouvait être entachée. En serait-il de même d'une nourrice maladive? Non, sans doute; l'enfant lui tirerait le vice de ses humeurs; mais ce serait pour l'approprier aux siennes. Or, qui dira que les femmes les mieux portantes en apparence, n'aient point quelque vice caché dans leur sang ou dans leurs autres liqueurs?

à leurs enfans le lait qui avait été mis dans leurs mamelles pour être leur premier aliment, leur donnent la mort, comme nous l'avons vu ; de l'autre, convertissent cette liqueur salutaire pour eux en germes de mort pour elles.

Et en effet, avant que l'on ait pu parvenir à tarir cette source qui était destinée à couler long-temps, sa pousse forte et abondante fournit une quantité de lait qui, ne trouvant point d'issue, porte les coups les plus funestes. Tantôt il se coagule dans ses réservoirs, y forme des tumeurs qui ne tardent point à devenir squirrheuses, à dégénérer en cancers ; tantôt, produit des engorgemens dans les vaisseaux qui l'apportaient, parce qu'ils ne peuvent plus se décharger dans leur océan déjà plein ; tantôt, y stagnant trop long-temps, se cor

rompt, acquiert des qualités malfai-
santes, et va infecter toutes les autres
humeurs, qui, elles-mêmes, par l'in-
fection dont elles auront été gagnées,
deviendront des foyers d'où partiront
une multitude d'infirmités sans cesse
renaissantes sous mille faces différen-
tes ; tantôt, ou sourdement et plus ou
moins lentement, se creuse des voies
par lesquelles il puisse se dégager ;
ou, trop violent, trop impétueux
pour n'agir qu'avec ménagement,
force les passages, renverse les bar-
rières qui s'opposent à son cours détourné, porte le dégât dans toutes
les parties. C'est un torrent dont on
a fermé l'embouchure, et qui, par de
puissans efforts, se pratique de tous
côtés d'autres issues : de sorte que,
dans peu, on verra la mère couverte
d'abcès bientôt dégénérés en ulcères.
Heureux encore si ces abcès, ces ul-

cères ne se forment point dans l'in‑
térieur; alors la mort de cette mère,
qu'à cause de son triste état, je n'ap‑
pelle plus qu'imprudente, pourrait
bien être assurée. Que vous dirai-je,
enfin? l'auteur du livre que je vous cite
pour la troisième fois, faisant l'énu‑
mération des suites malheureuses des
couches, dont il est moins important
de rapporter ici les premières, se sert
de cette expression pour peindre la
dernière : *Et les ravages du lait!*

Après cela, serez-vous surprise de
l'observation qu'il fait un peu plus
haut: Qu'il meurt plus de femmes à la
campagne pendant le temps de l'ac‑
couchement, et qu'il en meurt plus
à la ville après les couches? Il est vrai
qu'il se contente d'expliquer cet effet
par *le manque de bons secours et
l'abondance des mauvais portés
aux premières, et par la mauvaise*

santé ordinaire aux secondes ; mais aussi l'observation renversée n'en est que plus réelle et plus évidente : qu'il meurt moins de femmes à la campagne, après leurs couches, parce qu'elles nourrissent elles-mêmes leurs enfans ; et qu'il en meurt plus à la ville, pareillement après leurs couches, parce qu'elles ne nourrissent pas les leurs. Et il doit en être nécessairement ainsi : ou leur lait, retenu et détourné, les tue ; ou il abrège considérablement leurs jours, en ruinant leur santé, qui alors devient *mauvaise*, comme parle notre auteur.

Ma très-chère sœur, je frémis à la vue de cette autre foule de périls presque certains auxquels vous exposerez votre vie, si vous n'allez point vouloir nourrir vous-même votre enfant : prévenez-les ; nourrissez-le, et n'allez point mettre deux familles dans le cas de gémir éplorées sur la tombe d'une personne qui leur était aussi chère. De tout ce que je vous ai dit jusqu'à présent j'en pourrais tirer seulement, par manière de conséquence, la troisième chose que je me suis engagé de vous faire connaître ; car une coutume qui tue ainsi la mère et l'enfant mérite bien d'être appelée *coutume odieuse, inhumaine et barbare ;* mais il faut vous faire voir qu'elle mérite encore ces qualifications à d'autres titres.

Rappelez-vous, je vous prie, tous les besoins d'un enfant nouveau né, et qu'une mère seule peut lui procurer ; comme celui de recevoir la vraie nourriture que lui avait préparé la nature : rappelez-vous toutes les précautions et tous les soins qu'il demande, et que l'intérêt et la vigilance d'une mère seule peuvent faire pren-

dre et imaginer ; comme de ne le laisser
point trop long-temps crier : rappelez-
vous toutes les fatigues, toutes les
gênes, tous les assujétissemens qu'il
exige, et que la tendresse d'une mère
seule peut faire aisément surmonter ;
comme de le changer à l'instant, ou du
moins, presqu'à l'instant de ses éva-
cuations : rappelez-vous toutes les infirmités auxquelles il est sujet, et sur
lesquelles l'affection d'une mère seule
ne permet pas la moindre indifférence ;
comme les convulsions et les maladies
qui les produisent : rappelez-vous combien de connaissances doit avoir une
femme qui élève des enfans, sur la nature de leurs maux et sur les moyens
d'y remédier, et qu'en général une
mère seule de ville peut acquérir par
la lecture des livres faits pour les leur
communiquer ; pour cela, quelle sa-
gacité, quelle instruction, quelle ou-

verture d'esprit sont requises, qui ne se trouvent point communément chez les femmes de la campagne, pauvres et sans culture aucune de leurs facultés intellectuelles: rappelez-vous, dis-je, tous ces différens objets ensemble; et jugez maintenant si une coutume qui les soustrait à un enfant n'est pas une coutume odieuse, inhumaine et barbare.

Quoi! une mère n'a rien de plus cher que le fruit de ses entrailles! elle le sait, elle le sent: pour le délivrer de ces périls visibles, imminens et prêts à fondre sur sa tête, elle entreprendrait tout, s'exposerait à tout : fallût-il le sauver d'un embrâsement, elle se jetterait à travers les flammes, irait l'arracher au feu dévorant. Et elle s'aveuglera sur tous les périls auxquels une coutume impie l'exposera! Et, de gaîté de cœur même, elle

se laissera entraîner par son torrent !
Mais une mère qui expose son enfant
à des périls si indubitables, s'il y succombe, en est-elle moins homicide,
pour s'être autorisée de la coutume ?

Quoi ! à l'instant où l'enfant a le
plus besoin des secours de sa mère,
et que de la manière la plus touchante
il réclame d'elle le suc qui seul peut
lui être bon ; à l'instant qu'il demande
à grands cris à celle qui lui a donné
le jour, car il ne connaît physique-
ment qu'elle, que puisqu'elle l'a mis
hors de ses entrailles, elle le colle
au moins de temps à autre sur son
sein ; cette mère le chassera de sa
présence, se déchargera du soin de
le nourrir sur des femmes étrangères
et mercenaires ; sera insensible aux
larmes, aux accens plaintifs, aux
prières de cette infortunée victime
de son attachement ; le verra sortir

de sa maison sans qu'elle éprouve que sa tendresse soit le plus légèrement émue; se sera seulement bornée à l'embrasser au moment de son départ !

Quoi ! la nature, en cherchant un arrangement qui allât au plus grand avantage de l'humanité, n'en trouva point de plus parfait, ni qui répondît mieux à ses vues bienfaisantes, que celui dans lequel une mère élèverait elle-même son enfant ; et elle le choisit. Afin d'y faire régner une harmonie qui fît connaître toute la profondeur de sa sagesse, elle établit entre eux cette communication dont nous avons vu que les effets étaient si heureux pour l'un et pour l'autre. Et cette mère, révoltée, refuse de s'y soumettre, et préfère de laisser tourner son lait contre elle-même ! Afin de la rendre capable de supporter

toutes les charges qui en sont insépa-
rables, elle lui donne une tendresse
active et vigoureuse, qu'elle ne peut
exprimer tant elle est forte, tant elle
la presse ! Et cette mère trouve en
elle-même d'autres sentimens qui la
rendent assez féroce pour qu'elle s'ef-
force d'étouffer cette tendresse dont
elle ne peut se défendre! Elle fait plus,
cette nature, poussant son attention
et ses égards envers la mère, plus
loin encore qu'on n'aurait jamais osé
l'espérer, afin de la dédommager au
centuple de toutes ses peines, elle attache à l'acte même d'allaiter une volupté comme elle n'en ressent point
dans tout autre acte naturel ; elle fait
croître son amour et son affection
pour l'objet de ses soins et de ses sollicitudes, en proportion de ce qu'ils
sont multipliés; elle lui prodigue les
plaisirs les plus doux du plus parfait

attachement à l'être le plus précieux ! Et cette mère ingrate méprise toutes ces faveurs ! O tendresse ! ô amour ! ô sensibilité de mère ! ô affections délicieuses ! vous êtes remplacées dans son cœur par une dureté qui ne se remarque pas même dans la plus dure des marâtres ! Par respect pour l'humanité je me donne de garde de l'envoyer à l'école des animaux.

Mais une maîtresse aussi puissante que cette nature, qui développe tant de sagesse dans ses plans, tant d'industrie dans ses moyens, tant de magnificence dans ses libéralités ; par-là même indique avec quelle rigueur elle demandera raison de l'infraction de ses lois, du dédain de ses moyens, du mépris de ses récompenses.

C'est en effet ce qu'elle exécutera. D'abord elle fera périr le pauvre petit innocent ; ensuite, elle convertira en poison subtil, pour la mère coupable, la liqueur qu'elle avait préparée dans ses seins pour le salut de son enfant ; puis, elle lui fera subir une mort cruelle et digne de son crime ; ou, ce qui revient au même, elle ne la laissera plus jouir que d'une santé toujours languissante ; enfin, elle l'accablera de maladies et d'infirmités de toute espèce : tellement qu'elle paraîtra moins vivre que mourir lentement. O juste ! ô épouvantable punition !....

Mais, n'en tomberiez-vous pas dans une stupeur d'indignation, ma chère sœur, s'il était vrai que la raison pour laquelle la plupart des mères de nos jours, car c'est précisément ce dont on les accuse ; s'il était vrai, dis-je, qu'elles ne veulent pas nourrir leurs enfans, parce que leur molesse ne pourrait s'accommoder de leurs cris ;

parce qu'elles ne sauraient se ré-
soudre à se charger de tous les embarras qui retomberaient sur elles ;
parce qu'il leur faudrait interrompre
les plaisirs qu'elles goûtent dans le
monde, où elles sont continuellement
répandues ; parce qu'il leur faudrait
renoncer aux intempérances de la
table, aux excès du jeu , aux divertissemens bruyans et trop prolongés
dans la nuit; aux promenades et aux
spectacles , d'où elles ne rapporte-
raient qu'un lait trop échauffé ; et,
ce que l'on ne peut dire sans en frémir d'horreur , parce qu'elles ne pré-
tendent, dans le mariage , que sa-
tisfaire leurs passions voluptueuses ;
qu'elles ne peuvent souffrir les obstacles qui en interromperaient l'as-
souvissement ; que la génération d'un
enfant , les incommodités d'une grossesse , les douleurs de l'enfantement ,

sont ce qui les révoltent le plus , et qu'elles n'ont point de désirs plus empressés que celui d'être débarrassées de ce fruit importun qui les retient, afin de pouvoir se livrer à leur animalité avec une nouvelle fureur qui n'aura plus de bornes? Un médecin publia , il y a quelque temps , un ouvrage où il dispensait les mères de nourrir leurs enfans , leur conseillait même de s'en abstenir , parce qu'elles buvaient le champagne , ne se privaient d'aucune liqueur, etc., etc. Vous-même ne jugez-vous pas qu'il aurait dû plutôt ne leur en permettre , pour le plus , qu'un usage très-modéré ?

Et réellement , dans une nation dont les mœurs sont pures, les femmes mettent la maternité au rang des distinctions les plus flatteuses.

Devenues mères, elle sentent que, pour mériter ce titre glorieux, il

faut en remplir exactement la signi-
fication ; que pour la remplir , il ne
faut pas croire que l'idée de mère ne
présente seulement à l'esprit qu'une
femme qui donne une première vie à
un enfant conçu par l'attrait, et vi-
vant dans son sein indépendamment
d'elle : mais bien encore une femme
qui, lorsqu'il périrait sans ses secours,
les lui prodigue, et semble par-là
même lui en donner une seconde.

Ainsi persuadées, et jalouses à
l'excès de ne point partager l'honneur d'un si beau nom ; elles voient
qu'elles le feraient cependant, si elles
se contentaient d'engendrer des enfans
pour laisser ensuite à d'autres femmes
l'embarras de les nourrir et de les soi-
gner. Elles sont donc bien éloignées
de consentir à un tel partage, où il
n'y aurait pas même l'apparence d'é-
galité, puisque, si un enfant doit

beaucoup à la mère de qui il a reçu
la vie, il doit bien plus encore à la
mère qui la lui conserve. Mais voici
surtout ce qu'elles prévoient qu'elles
auraient à appréhender. Si je livrais
mon enfant à d'autres femmes, disent-elles toutes par l'organe d'une
seule ; oui , si je le livrais de la sorte,
quand il faudrait le retirer de nourrice, il se sentirait arraché des mamelles de sa bonne mère ; il ne cesse-
rait de la réclamer par ses cris per-
çans : ce ne serait qu'après un long
intervalle , et lorsqu'il aurait reçu
beaucoup de bienfaits de moi, qu'il
me donnerait quelques marques d'attachement. Et cependant, déjà j'aurais
mis dans son âme un germe de disposition à l'ingratitude, en le forçant
d'oublier celle à laquelle seule il com-
mença de sourire lorsque les premiers
sentimens de la reconnaissance et de

l'amitié se manifestèrent en lui. Non, je ne me résoudrai point à tant d'indifférence ou de cruauté.

Instruites des devoirs de la maternité, elles les remplissent avec scrupule et avec une joie plénière; elles en supportent toutes les fatigues avec courage; elles renoncent de bon cœur à tous les plaisirs et à tous les divertissemens qui sont incompatibles avec leurs obligations actuelles; elles portent continuellement un œil attentif et curieux sur toutes les parties de leur ménage, et donnent principalement tous leurs soins à leurs petits enfans, pour lesquels elles sacrifieraient tout leur repos s'il était nécessaire. Sur-tout, ayant irrévocablement pris le parti de les sauver, et de ne point rompre cette communication physique qui les sauve elles-mêmes; loin de se plaindre en secret

3..

de la nécessité où elles seront de garder la continence pendant le temps de l'allaitement, elles reconnaissent, au contraire, combien sagement est combinée cette loi qui met un plus long terme entre chaque grossesse et chaque couche. Nos corps, se disent-elles encore, qui reçoivent de si étranges secousses de ces deux opérations, s'en ruinent moins promptement, ou plutôt, ont le temps de reprendre toutes leurs forces; par-là, d'ailleurs, nous n'en devenons que plus aptes à être fécondées de nouveau, et à donner à la société des hommes sains, robustes et vigoureux, au lieu d'avortons, d'enfans cacochimes, comme il en naît tant chez les peuples démoralisés.

Et c'est ainsi que plus elles ont de soumission aux lois de la nature, plus elles admirent son système. Afin que

toutes les femmes mariées, et vous en
particulier, ma très-chère sœur,
puissent en découvrir toutes les
beautés, je le compare à un superbe
et majestueux édifice, qui, à mesure
que l'on s'en approche, présente dans
tout son ensemble un plan immense
dressé sur la plus parfaite harmonie;
à mesure qu'on le considère, laisse de
plus en plus apercevoir les relations,
les dépendances et les liaisons de
toutes ses parties, les secours mutuels
qu'elles se prêtent; à mesure qu'on
le contemple, offre la perspective la
plus ravissante; à mesure que l'on en
étudie les fins, fait de plus en plus
reconnaître toute la profonde habileté
de l'architecte qui l'a construit.

Tel sont les sentimens et la con-
duite des femmes dans une nation
dont les mœurs sont pures. Mais,
dans une nation où les mœurs se sont

insensiblement perdues, les femmes
ont commencé par devenir coquettes ;
puis, molles, frivoles et irréligieuses.
Dès-lors, toutes les charges du mariage
leur sont devenues insoutenables, et
elle se sont entièrement dégoûtées de
leur ménage. Cependant, cette corruption est rapidement arrivée à son
dernier degré, par l'effet naturel de
ce dégoût ; et elles ont voulu jouir de
toutes les sortes de plaisirs, et sur-tout
de ceux qui étaient les plus opposés
aux devoirs de la maternité. Les voici
arrivées à ce degré d'effronterie et de
dépravation où rien ne peut plus les
arrêter, où elles ont étouffé en elles-
mêmes toutes les impressions de la nature. Dès-lors, surtout, ce grand nom
de mère, dont elles étaient si envieuses
autrefois, leur est maintenant devenu haïssable ; la stérélité, que jadis
elle regardaient comme un opprobre,

estaujourd'huil'objetde leurssouhaits
les plus ardens. Grand Dieu! et elles
ont osé tirer du fond de leurs cœurs
dépravés ces plaintes impies et mena-
çantes qu'elles ont adressées à leur
Créateur :

« Pourquoi avez-vous si étrange-
» ment favorisé les hommes à nos dé-
» pens? Faut-il qu'ils n'aient que le
» plaisir seul , et nous toute la
» peine? Vous ne vous êtes pas con-
» tenté de nous charger de porter un
» enfant dans notre sein, pendant
» neuf mois entiers , dont le cours
» n'est qu'un tissu d'infirmités de
» toute espèce; et de lui donner le jour
» ensuite dans les douleurs les plus
» violentes, dans les dangers les plus
» imminens: votre partialité vous a
» encore porté à nous imposer le
» fardeau de l'allaiter au moins pen-
» dant un an, avec les assujétissemens

» les plus gênans. Quelle serait donc
» notre condition ? et dans quels
» instans pourrions-nous jouir de la
» vie.....? Mais il n'en sera pas tout à
» fait ainsi ! et puisque nous ne pou-
» vons nous exempter de la grossesse
» et de l'enfantement, au moins nous
» nous déchargerons du soin d'élever
» nos enfans sur des femmes pauvres
» que nous paierons ; et peu nous im-
» portera qu'ils meurent ou qu'ils
» vivent, qu'ils soient sains ou mala-
« difs, qu'ils soient ou ne soient point
» reconnaissans de l'existence qu'ils
» auront reçue de nous. »

Votre parti est donc pris, mères
révoltées, féroces, dénaturées ! La
corruption de votre cœur vous a donc
peint la maternité sous des couleurs
aussi horribles, sous des points de vue
aussi faux et aussi trompeurs ! Vous
avez donc oublié tous les ressorts que

votre Créateur, à qui vous vous plaignez, avait fait jouer pour vous la rendre aimable ; toutes les ressources qu'à cet effet il vous avait procurées ! Vous avez donc méprisé tous les châtimens dont il vous menace, si vous n'en remplissez tous les devoirs ? Eh bien ! vous les subirez. Ce ne seront point les malheurs que Cassandre prévoyait devoir retomber sur tous les Troyens, et dont ils méprisaient les avis et les conseils ; ce ne seront point non plus ceux que Jérémie annonçait à tous les habitans de Jérusalem, et qui, pour sa peine, le jetèrent dans des cachots ; ce seront tous ceux que je vous ai prédits, et ils ne retomberont que sur vous seules. Sur vous seules, dis-je, puisque vous venez d'avancer que la vie ou la mort de vos infortunés enfans, qui les partageront aussi, vous est indifférente,

J'avoue que beaucoup de femmes
échappent à tous ces maux ; mais enfin
il y a mille probabilités contre une ,
que telles et telles n'y échapperont pas.
Quelles seraient donc celles d'entre
vous qui s'aveugleraient assez pour ne
point les craindre ni les redouter ; et ,
au reste , pour mépriser les menaces
que je leur en fais? Lesquelles d'entre
vous pourraient aussi m'en vouloir de
les leur avoir faites , dans l'intention
de les en préserver? Oui , de rechef ,
vous les subirez , au moins quelques-
uns de ces maux ; et peut-être que c'est
à vous , Madame , que seront particulièrement réservés les plus considéra-
bles. Un dernier viendra y mettre le
comble; et un jour vous entendrez ceux
de vos enfans qui auront également
échappé aux périls auxquels vous les
aurez exposés, vous adresser à leur tour
ces poignantes paroles : « Je ne vous

« ai aucune obligation de la vie ; vous
« ne me l'avez donnée que parce
« qu'elle a été une suite nécessaire de
« vos plaisirs, que vous aviez seuls
« en vue : cela est si vrai, que, sitôt
« que vous avez été débarrassée de
« moi, vous ne vous êtes plus em-
« barrassée du soin de ma conserva-
« tion ».

Je vous prie de me dire maintenant,
ma très-chère sœur, si une coutume
qui fait périr tant de mères et tant
d'enfans ; une coutume qui renverse
l'ordre de communication que Dieu
avait mis entre eux, rompt les liens
sacrés qui les faisaient dépendre l'un
de l'autre ; une coutume qui a pour
origine une corruption de mœurs si
révoltante : oui, si une telle coutume
n'est pas une coutume odieuse, inhumaine et barbare ; et si elle ne mérite pas encore des qualifications plus

fortes ? Je vous le demande maintenant , ma très-chère sœur , si nourrir vous-même votre enfant n'est pas
le seul moyen de montrer que vous
serez véritablement mère , le seul par
lequel vous puissiez vous honorer
d'un titre si respectable , le seul qui
puisse tranquilliser votre conscience
dans le cas d'un événement fâcheux ?
Je vous laisse à juger maintenant ,
ma très-chère sœur , s'il ne faut pas
toute la fascination du préjugé, toute
la bonne foi et toute l'ignorance des
mères actuelles , pour les rendre
moins criminelles devant Dieu , lorsqu'elles mettent leurs enfans en nourrice ? Je dis moins criminelles ; car
enfin elles ont dû précédemment avoir
résisté à l'instinct naturel qui les portait à les coller sur leurs seins. Mais ,
pour vous qui êtes à présent éclairée
sur les suites funestes de cette cou-

tume, vous n'aurez point les mêmes excuses à porter à son tribunal. Et, afin de vous rendre encore plus coupable à ses yeux si vous n'allez point vouloir la surmonter, je vais vous ôter tout prétexte en prévenant et réfutant les principales objections que font les mères à qui on propose d'élever leurs enfans.

Un premier prétexte, et c'est celui sur lequel elles s'appuient le plus communément, est que leurs maris ne manqueraient pas de s'y opposer; et, devenues persuasives par leur mauvaise volonté propre, elles donnent à leurs raisons une tournure qui les décharge pleinement. Pour vous, vous êtes d'un caractère trop franc pour déguiser vos pensées, vos volontés; et mon frère est un mari trop soumis à l'ordre établi par la Providence, pour empêcher que son épouse

4.

n'observe la loi qu'elle lui impose : il est d'ailleurs trop intelligent pour ne pas comprendre que cette Providence exigeant de vous que vous continuiez de nourrir votre enfant par la liqueur nouvelle dont, à sa naissance, se rempliront vos seins ; par-là même cette loi s'adresse aussi bien à lui qu'à vous. Il s'astreindra donc à tout ce qui en est une suite nécessaire : son esprit religieux le portera même a vouloir concourir efficacement à en procurer l'observation.

Un second prétexte qu'elles apportent est la faiblesse de leur santé ; mais cette raison n'est ordinairement alléguée que par les femmes des grands et des riches, qui se sont énervées par leur vie molle et inactive ; qui ont affaibli leur tempérament par les débauches, les veilles, les divertissemens excessifs, etc. Et encore,

nous l'avons déjà dit, les médecins
leur donnent-ils comme le moyen
le plus efficace, pour se rétablir dans
une meilleure santé, de nourrir leurs
enfans. Quant à vous, vous n'êtes
point à mettre en parallèle avec ces
femmes, que j'ose qualifier de liber-
tines ; et vous ne pourriez alléguer
leur raison, qu'autant que la délicatesse de votre santé serait naturelle :
mais pour cela, elle n'en serait pas
mieux reçue ; et je vous répondrais que,
quelque faible que vous fussiez, vous
auriez toujours trop de force pour
nourrir celui pour qui vous allez
commencer d'être mère, ainsi que
tous ceux que vous pourriez avoir
dans la suite. Je vous répéterais sans
cesse que la nature, pour faire produire des fruits, ne prétend point dé-
truire les arbres ; qu'au contraire, elle
a disposé les choses de telle sorte que

ces arbres, produisant leurs fruits et
les amenant à maturité par leurs sucs,
n'en deviennent que plus forts, plus
en état d'en produire de nouveaux.
Je vous confirmerais encore cette as-
sertion par ce faux préjugé populaire:
qu'une mère maladive qui nourrit
elle-même son enfant, à la vérité, re-
couvre sa santé; mais que ce n'est
qu'aux dépens de cet enfant, qui suce
avec le lait toutes ses mauvaises humeurs.

Enfin, un troisième prétexte est
une prétendue vraie impossibilité dans
laquelle on est de pouvoir élever soi-
même son enfant, soit à cause des
embarras du ménage, qui sont déjà
trop multipliés; soit à cause du genre
d'occupations auxquelles engagent
l'état où la profession dont on est.
Toutes ces difficultés seront encore
levées par la cinquième chose que je

vous ai promise ; l'indication des moyens que l'on propose aux mères qui veulent remplir leurs devoirs de maternité, et qui sont bien plus faciles que l'on ne se l'imagine communément.

Il y a des livres qui les enseignent : ceux que je connais sont, 1°. *Avis aux bonnes mères qui veulent nourrir elles-mêmes leurs enfans* : c'est un petit volume in-18, fait par une dame qui en a eu un très-grand nombre, qu'elle a tous élevés elle-même, et dont aucun n'est mort ; et qui, par son industrie, ses réflexions et sa longue expérience, a su mettre l'Art d'élever les enfans à la portée de toutes les mères, de quelque condition, état ou profession qu'elles soient, en en rendant la pratique d'une aisance singulière. 2°. l'*Avis au Peuple sur sa santé*, dont je vous ai déjà parlé plusieurs fois, et qui, dans son chapitre vingt-sept, *Avis pour les En-fans*, enseigne à prévenir ou à guérir toutes les maladies ordinaires aux nourrissons. Si, par tout ce que je vous ai dit dans cette lettre, vous vous dé-terminez à être une vraie mère dans toute la rigueur du terme, je m'in-formerai des autres ouvrages sur cette matière; car je me rappelle d'en avoir entendu citer plusieurs autres.

Il ne me reste donc, pour vous presser de plus en plus à prendre ce parti, qu'à vous y encourager par des exemples. Pour ce, voici la manière abrégée dont je procède. Je remonte à l'origine du monde; et je vous cite d'abord notre bonne mère Eve, qui, comme la mère de toutes les autres mères, doit être le beau modèle que celles-ci doivent imiter. Or, elle ne mit point ses enfans en nourrice; et je puis vous assurer ensuite, avec non moins de certitude, que les premières filles qu'elle eut, devenues mères, n'y mirent point non plus les leurs. J'arrive au déluge, et je vois dans l'Arche les trois femmes des trois fils de Noé nourrir elles-mêmes leurs enfans : puis, passant rapidement en revue toutes les femmes de toutes les nations qui sont sorties de ces trois premières mères des nouveaux habitans de la terre, j'admire comme elles suivent constamment leurs traces. Quel exemple ne me fournit pas surtout la nation juive, même dans ses derniers temps ? Une femme écoutait Jésus-Christ ; émerveillée de sa doctrine, du milieu de la foule, où elle se trouvait, elle éleva la voix, et s'écria : *Heureuses sont les entrailles qui l'ont porté, et les mamelles qui l'ont nourri,* etc. Il est clair qu'elle n'entendait point parler séparément des entrailles de la mère, et des mamelles d'une nourrice; mais uniquement de celle qui, l'ayant conçu dans son sein, l'avait aussi nourri de son lait. Enfin, je m'attache en particulier aux nations actuelles de l'Europe, entre lesquelles je cite le Grand-Duché de Bade; et, sur des indications plus ou moins exactes, des témoignages plus ou moins certains, je vous les cite encore comme respectant toujours cette ancienne pratique, excepté à peu près la nation française, qui ne la suit plus guère que dans ses campagnes.

A présent que je ne considère plus que cette nation seule, notre vérité va être plus sérieuse. La partageant donc en trois époques, je la vois dans ses commencemens ne point connaître encore l'abominable coutume des mères de livrer leurs enfans à des femmes mercenaires: dans son milieu, nous offrir surtout ce trait que vous ne pouvez trop méditer; ce trait, ce beau trait de la reine Blanche, qui, nourrissant elle-même son enfant, lui fit rejeter le lait d'une dame de sa cour, qui, dans un moment de crise que ce royal enfant éprouvait, lui présenta son sein pour l'appaiser : dans ses temps actuels, rougissant de ses égaremens, et convertie par la plume d'un de ses plus célèbres écrivains, s'être rendue docile à la voix de la nature; et avoir reconnu, pendant quelques années, combien est odieuse, inhumaine et barbare la coutume de mettre des enfans en nourrice.

Et en effet, dans presque toutes les grandes villes, les mères, soit qu'elles veuillent revenir sincèrement de la dépravation de leurs mœurs, soit que du moins elles ne veuillent plus en pousser l'excès si loin , soit enfin

qu'elles n'écoutent plus que les sentimens de l'amour maternel, et que
d'ailleurs elles ouvrent les yeux sur
tous les dangers auxquels elles s'ex-
posent en renversant les plans du
Créateur; se piquent à l'envi d'allaiter leurs enfans, et de leur rendre
ce devoir que beaucoup d'entre elles
voudraient leur avoir été rendu. C'est
ce que votre mari peut vous attester
pour Paris singulièrement, où il a
demeuré si long-temps; et où, je vous
l'atteste aussi de mon côté, le nombre
de ces bonnes mères augmente de jour
en jour. Vous les voyez paraître, même
dans les promenades publiques, ac-
compagnées d'une bonne qui porte
leur tendre nourrisson ; et qui,
assises sur un banc ou sur une chaise,
leur présentent le sein.

Mais, ma très-chère sœur, méditez
surtout de rechef, je vous en conjure

méditez bien le trait de la reine Blanche : vous ne pouvez lui prêter des pensées trop élevées, trop généreuses. Persuadez-vous donc qu'elle se comporta, comme nous avons vu qu'elle le fit, ou parce qu'elle s'imaginait que cette dame lui enlevait son droit exclusif de mère, en faisant passer son sang dans les veines de l'enfant, qui réellement y eût circulé avec le sien ; ou parce que l'amour maternel dont elle se sentait pressée, ne pouvait souffrir que d'autres qu'elle s'occupassent de la conservation de ses jours ; ou parce qu'elle regardait l'obligation à une mère d'allaiter elle-même son enfant, comme un devoir sacré, qu'elle voulait par conséquent remplir tout entier ; ou parce qu'elle avait l'émulation de mériter ce titre de mère dans toute sa plénitude, dans toute sa grandeur, dans toute son

étendue; en ne se contentant point
de l'avoir conçu et engendré, mais
encore en se dévouant toute entière à
sa conservation. Tous ces sentimens
sont dignes d'une âme aussi noble,
aussi chrétienne et aussi ferme dans
ses résolutions, qu'était celle de cette
grande princesse; et il est possible
même que, pénétrée comme elle l'é-
tait d'affections vraiment maternelles
pour tous les Français, elle eût voulu
d'autant plus s'assurer de leur procurer un roi digne de les gouverner,
qu'il serait uniquement formé de sa
propre substance.

Si vous l'imitez, que vous aimerez
votre enfant! Avec quelles douces
émotions vous embrasserez ce cher
objet de tant de soins, de tant de
peines, de tant de sollicitudes! Et témoin de la nécessité de tous les secours qu'exigeait sa conservation,

combien de fois le jour vous remer-
cierez le ciel d'avoir pris ce parti !
Puis, le serrant entre vos bras, le
pressant sur votre poitrine, vos yeux
se mouillant des pleurs de la tendresse ; mon cher enfant, direz-vous,
mon très-cher enfant, si je t'avais
mis en nourrice, tu n'en serais jamais
revenu. Quelle félicitation réciproque
entre vous et votre mari ! comme la
vue de ce gage précieux de votre
amour conjugal en resserrera les
nœuds ! Mais je laisse à l'héroïne, auteur de l'*Avis aux bonnes mères*, de
vous faire cette peinture. Quant à
moi, déjà engagé dans la milice ecclé-
siastique, il me sied mieux de vous
prévenir que si, au moment où vous
jouirez de l'ineffable satisfaction de
voir que vos travaux ne lui auraient
point été infructueux ; au moment où
vous vous flatterez des plus fortes espé-

rances sur son entière éducation , et qu'un jour il fera toute votre joie et toute votre satisfaction, il plaisait à Dieu d'en exiger le sacrifice, lui envoyant l'une de ces maladies particulières aux enfans, que tous les soins des mères ne peuvent prévenir, que toute l'habileté des médecins ne peut guérir : qu'en cette terrible épreuve vous ne devriez céder à la douleur, et ne donner à la nature que le moins qu'il vous serait possible ; que vous devriez rendre ce sacrifice d'une odeur d'autant plus agréable qu'il vous aurait coûté davantage , que vous l'auriez rendu plus volontaire. Qu'une telle résignation aux décrets de cet Etre Suprême, souverain arbitre des destinées des hommes, de leurs prospérités et de leurs revers, de leurs joies et de leurs afflictions; de cet auteur d'un ordre dans ses plans que nous ne pouvons ni déranger ni interrompre, ni suspendre en notre faveur, nous est en effet utile, tant pour notre salut dans l'autre vie, que pour notre consolation et notre repos en celle-ci ! Je suis avec l'attachement le plus sincère, etc.

ADDITIONS.

1. Relisant cette lettre, pour la faire imprimer, je m'aperçois que j'ai omis deux choses essentielles : l'une, qu'entre les périls auxquels sont exposés les enfans mis en nourrice, j'ai passé trop légèrement sur celui qui arrive si fréquemment ; que quand on les laisse très-long-temps crier, ils se donnent souvent des descentes ou hernies, surtout si leurs cris sont violens. Cet accident est d'autant plus ordinaire dans les campagnes, que

les mères sont généralement occupées, soit au-dedans, soit au-dehors, de leurs maisons. L'autre, dont je n'ai point parlé du tout, est cet inconvénient où une nourrice devenant grosse n'en continue pas moins d'allaiter. Or, on sait toutes les suites funestes qui résultent de ce que l'on appelle *un enfant trompé en nourrice.*

II. Malgré que ma lettre fût envoyée, je faisais passer à ma belle-sœur ce que les circonstances me faisaient connaître de nouveau sur son objet ; et voici, entre autres, des propos horribles dont je lui fis part : propos par lesquels on m'a assuré que se consolaient quelques mères quand une nourrice leur avait appris la mort de leur enfant : *Le métier n'est pas monté au grenier :* ou, *Il y en a déjà un autre de commencé qui le remplacera,* et autres gentillesses de cette grossière et hideuse espèce, les unes plus abominables que les autres ; mais toutes bien dignes de ces mères scélérates qui semblent n'avoir mis leurs enfans en nourrice que dans l'espoir d'en être plus probablement débarrassées. Comment se peut-il qu'une mère ose se permettre de pareils propos, et surtout dans de semblables circonstances ! c'est une chose qui semble au-dessus de la perversité de l'esprit et du cœur humain, lui ajoutais-je.

III. Il y a environ quinze ans qu'il me tomba entre les mains une chanson sur le bonheur des mères qui nourrissent elles-mêmes leurs enfans, et je la saisis avec avidité ; mais je n'avais plus de motif de la faire passer à ma belle-sœur. Puisque je publie aujourd'hui sa lettre, je crois faire plaisir aux mères de leur en faire part. La voici, avec son titre :

COUPLETS

D'UN ENFANT A SA MÉRE, QUI LE NOURRIT, POUR LE JOUR DE SA FÊTE.

AIR : *N'en demandez pas davantage.*

Maman , je voudrais à mon tour
Te balbutier mon hommage ;
De la parole mon amour
Ne connaît point encore l'usage :
   Mais vers toi je tends
   Mes bras caressans ;
Que veux-tu de moi davantage ? *(bis)*

Ma bouche , malgré ce lien ,
 A pourtant aussi son langage ;
De mon cœur il arrive au tien ,
Pour l'avenir quel doux présage !
   Déjà je comprends
   Tes tendres accens ;
Que veux-tu de moi davantage ?

Quand d'un lait nourrissant et sain
Je savoure le doux breuvage ,

Ma bouche, en caressant ton sein,
Vers ton cœur se fraie un passage:
    Et je te souris ;
    Et tu t'attendris ;
Que veux-tu de moi davantage?

J'aurais pu téter loin de toi
Un lait étranger, au village.
Non, jalouse de cet emploi,
Conserve ton noble appanage:
    Dès que tu parais,
    Je te reconnais ;
Que veux-tu de moi davantage?

Ah ! si quelquefois du repos,
Mes pleurs te ravissent l'usage ;
Oui, n'en accuse que mes maux ;
Il n'est que toi qui les soulage.
    Bientôt à mes cris,
    Succèdent les ris ;
Que veux-tu de moi davantage?

Combien de soins mes jeunes ans
Vont te coûter : mais prends courage ,
Plus tard, chacun de tes enfans,
A t'en dédommager s'engage:

En leur nom, Maman,
Je t'en fais serment :
Que veux-tu de moi davantage ?

IV. Parmi les ouvrages dont je prenais le titre, comme relatifs à l'objet de cette lettre, les deux suivans me paraissent surtout importans, et vraiment dignes d'être lus, ou du moins consultés :

Mémoire pour déterminer quelles sont les femmes qui doivent s'abstenir de nourrir elles-mêmes leurs enfans. J'ignore s'il est ou s'il n'est pas dans le principe général de la nature ; je suis fâché d'avoir oublié de noter l'année où il a été imprimé, et le libraire chez lequel il se vendait.

Traité des Maladies des Enfans. Par M^r. Paul, médecin. Même omission que pour le précédent.

V. Je ne dois ni ne veux rien dissimuler.

M'entretenant un jour avec deux médecins qui tenaient rigoureuse — ment pour l'obligation aux mères de nourrir elles-mêmes leurs enfans, je leur exprimai que j'allais même plus loin qu'eux; et que je serais disposé jusqu'à leur faire un cas de cons- cience, ou plutôt un devoir religieux de cette obligation, puisque les vo- lontés du Créateur, sur ce point, sont si clairement manifestées dans le plan qu'il a établi : mais que je me trouvais arrêté par un obstacle que je regardais comme insurmontable. Comment des mères qui voudront s'acquitter du devoir que leur impose la nature, tant dans leur intérêt pro- pre que dans celui de leur enfant, leur ajoutai-je, obtiendront-elles de leurs maris qu'ils se décident à gar- der la continence pendant tout le temps de l'allaitement? Que, si elles obtenaient d'eux cet engagement, ne serait-il pas à craindre que ce ne fût qu'avec elles? Alors quels troubles, quelles divisions, et tout ce qui s'en suit! Mais surtout, combien n'en souffriraient point les mœurs publiques; combien de maux ne résulteraient point d'un tel état de choses! Que de crimes, peut-être même, la justice n'aurait-elle pas de plus à punir! Rassurez-vous, mon cher abbé, me répondirent-ils : une mère qui nourrit peut aussi bien rendre le devoir conjugal à son mari pendant l'allaitement, qu'elle pouvait le lui rendre pendant sa grossesse; en survint-il même un nouvel enfant, qui serait le cas de cesser alors la nourriture de celui qu'elle allaiterait.

Malgré la confiance que je devais mettre dans leur décision, je ne me rassurai néanmoins que très-faiblement. 1°. Je la regardais comme trop précipitée, et non assez mûrie. 2°. Je n'ai aucune connaissance que ce point de médecine, qui n'est pas moins un point de morale, ait jamais été pris en grande considération par les médecins.

Je souhaite donc ardemment que tous les journaux de médecine, et autres ouvrages périodiques de ce genre, provoquent un jugement sur une question d'une aussi grande importance; et qu'ils amènent tous les docteurs à s'en occuper : et quand les observations, les recherches et les raisonnemens auront amené à une opinion unanime, ou du moins presque telle, qu'un ouvrage paraisse au nom de la Faculté pour éclairer le public. Combien, surtout, les confesseurs, qui peuvent être consultés sur ces matières, seront-ils charmés de voir paraître un ouvrage d'une utilité si générale.

VI. Et, puisque cet opuscule est publié dans l'intérêt des mères et des enfans, je dénonce à la police, et, s'il le faut, au gouvernement lui-même, un malheur encore tout récent, dont je suis certain, et qui peut encore se renouveler. Voici le fait :

A tel endroit, une Bonne portait un enfant sur ses bras. Sans aucune imprudence de sa part, mais bien par la vélocité de trois cabriolets, dont l'un croisait les deux autres; cette Bonne fut si vivement renversée, que son enfant tomba à quelques pas d'elle. Or, l'insouciance du public est telle, quand des malheurs de cette espèce arrivent, qu'il ne se trouva personne, soit pour arrêter le phaëton, soit pour prendre son numéro. Tous les jours, cependant, on apprend de ces tristes événemens; et, à l'occasion de celui que je dénonce, plusieurs autres m'ont été rapportés comme étant encore tout nouvellement arrivés. Puissent donc les citoyens ne plus rester spectateurs indifférens, quand ils voient des conducteurs de voitures faire si peu de cas de la vie de leurs semblables, qu'ils la sacrifient au désir de ne pas être retardés, ou à l'ardeur de se dépasser les uns les autres! C'est aux Financiers, particulièrement, à me savoir gré de la modération avec laquelle je m'exprime.

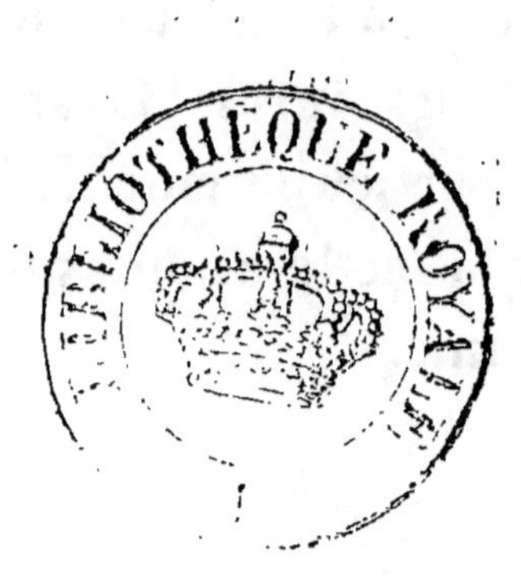